DU

BÉGAIEMENT

ET DE

SON TRAITEMENT PHYSIOLOGIQUE

PAR

le Dr Jules GODARD

PARIS

LIBRAIRIE J.-B. BAILLIÈRE & FILS

19, rue Hautefeuille, près du boulevard Saint-Germain

1877

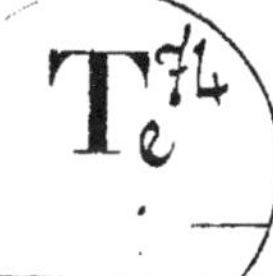

DU BÉGAIEMENT

ET DE

SON TRAITEMENT PHYSIOLOGIQUE

BÉGAIEMENT

ET DE

SON TRAITEMENT PHYSIOLOGIQUE

PAR

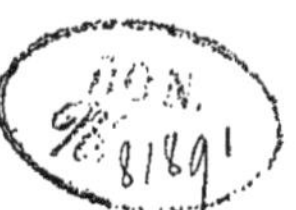

le Dʳ Jules GODARD

———————

PARIS

LIBRAIRIE J.-B. BAILLIÈRE & FILS

49, rue Hautefeuille, près du boulevard Saint-Germain

1877

INTRODUCTION

Professeur dans plusieurs établissements d'éducation, à Paris, j'ai eu souvent, depuis huit ans, l'occasion de voir des élèves affectés de bégaiement. Dès le début, j'avais pu remarquer, que l'affection présentait chez eux des aspects différents : tantôt les mots n'étaient prononcés qu'avec hésitation, et sans que l'impression du visage trahît les efforts de l'élève, tantôt, au contraire, une agitation nerveuse, plus ou moins grande, accompagnait l'expulsion du mot difficile.

En 1874, un de mes élèves, âgé de 17 ans, et affecté depuis son enfance de ce vice de prononciation, suivit pendant vingt jours les cours de M. Chervin. Je le revis guéri et ne montrant plus en aucune façon des traces de son affection, de même, me dit-il, que tous ceux qui avaient suivi les mêmes cours. Un résultat aussi satisfaisant me détermina à m'adresser à M. Chervin, dont je désirais connaître les procédés, car j'avais lu, que les méthodes les plus en vogue jusque là, offraient au moins autant de résultats négatifs que de succès. M. Chervin m'offrit avec la plus extrême obligeance de suivre ses cours quand je le voudrais, et de recueillir les observations que je jugerais convenable de prendre.

C'est à la bienveillance de cet excellent professeur, et à l'amitié de son fils, le Dr A. Chervin, que je dois les observations que j'ai citées dans ce mémoire et que j'ai pu compléter par des informations récentes.

Je les prie de vouloir bien accepter mes remerciements.

Dr GODARD.

DU BÉGAIEMENT

ET DE

SON TRAITEMENT PHYSIOLOGIQUE

DÉFINITION — CARACTÈRES

Nous définirons le bégaiement comme notre maître, M. Moutard-Martin (1), « *un état choréique intermittent des appareils qui président à la phonation, l'acte respiratoire y étant compris.* »

Il est caractérisé par la répétition saccadée et convulsive, soit de toutes les syllabes, soit d'une syllabe en particulier, par l'arrêt momentané de la voix, malgré de violents efforts, devant certaines voyelles ou certaines consonnes. Il arrive quelquefois que les muscles de la face, participant aux mouvements convulsifs des muscles qui servent à la voix et à la parole, donnent lieu, par leur contraction, aux grimaces les plus pénibles. Plus ou moins accentué, suivant les sujets, le bégaiement varie, depuis un défaut de prononciation à peine sensible jusqu'à la production de ces sons sourds et inarticulés, qui, suivant la dure expression de Magendie, « tiennent plus du rugissement de la bête féroce que du langage humain. »

Cette infirmité se modifie sensiblement par des influences morales diverses. Si la timidité, une émotion vive, la colère

1. *Extrait du bulletin de l'Académie de médecine*, séance du 25 août 1874.

diminuent parfois le bégaiement, comme nous pouvons le voir dans les observations VIII et XIX, elles l'augmentent le plus souvent ; et les sons mêmes, qui n'exigent qu'une simple émission de la voix, peuvent être sous ces impressions différentes, arrêtés, suspendus, et paraître comme étranglés dans le larynx.

Tant qu'aux variations atmosphériques, M. Chervin a pu remarquer, dans ses nombreuses observations, qu'elles n'ont pas une influence bien marquée ; cependant les observations XII et XXI, nous montrent deux sujets bégayant plus pendant l'hiver que pendant l'été. D'un autre côté, nous croyons que l'intensité de cette déplorable affection augmente chez certains sujets très-excitables lorsque l'atmosphère, chargée d'électricité présage un orage.

Le bégaiement est, en général, plus accentué au commencement qu'au milieu des mots, sur les consonnes que sur les voyelles, et principalement sur les consonnes explosibles $p. t. k.$, les demi-explosibles $b. d. g.$, et les consonnes stables, c'est-à-dire, dont l'émission peut être prolongée en tant que son confus.

Il existe rarement dans la déclamation, surtout quand elle est faite sur un ton lent et grave ; et, ce n'est que très-exceptionnellement qu'on le rencontre dans le chant. En outre, nous avons remarqué que la lecture ou la prononciation sont fréquemment plus faciles à voix basse qu'à haute voix.

Il faut se garder de confondre le bégaiement, tel que nous venons de le décrire, avec le nasonnement, le zézaiement, et les différentes espèces de balbutiement passagers ou continus, symptomatiques de lésions plus ou moins graves du système nerveux, mais qui peuvent d'ailleurs compliquer le bégaiement.

ÉTIOLOGIE

Le bégaiement est une affection très-fréquente. Il résulte, en effet, de statistiques relevées au Ministère de la guerre, par M. Chervin, que, chaque année, près de mille jeunes gens sont exemptés du service militaire, pour ce vice de prononciation.

Il peut être congénital ou acquis. Quand il est acquis, c'est ordinairement vers l'âge de trois à six ans qu'il débute, il augmente progressivement, surtout au moment de la puberté, jusqu'à l'âge de vingt ou vingt-cinq ans, et il reste stationnaire jusqu'à l'âge de cinquante ans environ, époque à laquelle il paraît un peu diminuer chez quelques sujets. On ne devient pas bègue à partir de l'adolescence; M. Chervin n'a pu trouver que trois cas de ce genre dans les nombreuses observations qu'il a recueillies depuis vingt ans.

La pétulance, la violence de caractère, la vivacité de l'intelligence, l'imagination rapide, lorsqu'elle passe, ainsi que le dit Rullier, la mesure de mobilité possible des agents de l'articulation de la voix, sont mises en avant comme causes du bégaiement, et sont certainement une cause fréquente de bredouillement. D'un autre côté, la lenteur de l'esprit et le manque de mots, pour exprimer les idées, peuvent conduire au bégaiement.

Au nombre des causes les plus fréquentes, se trouve l'hérédité, à laquelle nous attribuons cependant une moindre part que les auteurs. En effet, si les parents bégaient, rien ne prouve que ce défaut soit inné, pour ce motif, chez les enfants : en entendant prononcer les premiers mots qu'ils apprennent, ne peuvent-ils pas les reproduire, d'une façon vicieuse, par imitation. « La meilleure méthode, dit « le docteur Voisin, pour apprendre à parler aux en- « fants, est de ne jamais altérer la prononciation des « mots..., etc. »

Beaucoup de bègues, en effet, ont pris leur vice de prononciation par imitation. Dans ce cas, le bégaiement se développe d'abord d'une façon insensible, mais qui devient manifeste au bout d'un certain temps, surtout si, la fréquentation d'un bègue étant habituelle, on ne prend pas garde de se préserver de ce défaut : le bouffon d'un petit théâtre raconte ses aventures drôlatiques à la façon des bègues. Un jeune garçon prend plaisir à l'imiter ; l'imitation devient si naturelle, qu'il ne peut plus s'en défaire. D'autre part, nous avons vu au collége et dans les institutions que nous avons fréquentées comme professeur, des enfants qui, sachant peu leurs leçons ou qui voulant être dispensés de les réciter, simulaient le bégaiement, qui devenait à la fin chez eux un vice réel.

Viennent ensuite les émotions morales. On voit, sous l'influence d'une grande terreur ou d'une vive colère, la voix subir une altération qui amène le bégaiement chez des enfants qui ont l'usage facile de la parole et chez lesquels on n'avait jamais observé la moindre trace de cette affection.

A la suite d'une intimidation, d'une surprise, d'un accident violent, chez les sujets impressionnables et surtout craintifs, ce désordre dans l'articulation des mots se déclare convulsivement comme la danse de Saint-Guy. Brusquer, rudoyer, maltraiter un enfant, suffit souvent pour le rendre bègue. L'enfant hésite d'abord sur un mot, puis sur un autre, et le mal gagne de proche en proche jusqu'à ce qu'il soit devenu général. Cependant, bien des pères de famille et bien des professeurs sont encore persuadés qu'il suffit de rudoyer un enfant pour lui délier la langue, lorsque c'est justement le contraire qu'il faudrait faire.

On a cité encore, comme causes de l'affection qui nous occupe, la masturbation, les excès vénériens, mais, avec Violette (1), nous pensons que ces excès engourdissent plutôt le système nerveux et font perdre l'énergie nécessaire à la guérison.

L'ivresse ne cause pas le bégaiement; quelquefois même certains bègues parlent plus facilement, quand ils sont légèrement excités par l'alcool, comme nous le verrons dans les observations II et IV ; mais les observations VI, IX, XIV nous montrent que le contraire a souvent lieu ; et si les excès alcooliques sont fréquents, le bégaiement peut être compliqué d'un balbutiement symptomatique qui rend l'infirmité plus déplorable encore.

L'éducation exerce aussi une certaine influence sur la production du bégaiement. Des statistiques, établies par M. Chervin, nous montrent, en effet que, dans les départements où les écoles sont le plus nombreuses, le bégaiement est beaucoup moins fréquent que dans ceux où elles sont en petit nombre et peu suivies. Il y a beaucoup plus de

---

1. *Du bégaiement et des moyens de guérison*. — Thèse inaugurale, Paris, 1858,

bègues dans le Midi de la France que dans le Nord ; l'Est est le plus épargné et le Sud-Est le plus maltraité.

« Toutes ces causes qui sont manifestes et incontestées, « dit M. Moutard-Martin (1), devraient agir avec plus « d'énergie sur le sexe féminin, si accessible à toutes les « émotions, si impressionnable, si exposé à toutes les affec- « tions nerveuses, et, cependant, par une exception sin- « gulière et inexplicable, il résulte de toutes les statistiques « que le bégaiement est de beaucoup plus fréquent dans « le sexe masculin que dans le sexe féminin. » On pourrait croire, en effet, qu'il y a plus de bègues dans le sexe féminin que dans le sexe masculin, en raison de la volubilité avec laquelle les femmes savent exprimer leurs pensées.

La cause en est-elle dans la sensibilité nerveuse qui, chez elles, est plus prompte, plus délicate, plus exquise, puisque les petites filles parlent beaucoup plus tôt et plus facilement que les petits garçons, et suivant l'adage, ont l'esprit ouvert de bonne heure ? Ne pourrait-on point considérer d'un autre côté que, si la chorée, chez la femme, a son siége d'élection dans les membres, par contre, chez l'homme, elle a son siége le plus habituel dans les organes phonateurs, puisque le bégaiement est plus commun chez l'homme et la danse de Saint-Guy plus fréquente chez la femme.

Le bégaiement, quelle qu'en puisse être la cause, rendant impropre au service militaire, il n'y a pas d'affection qu'on ait eu autant de tendance à simuler. Une juste

____

1. *Loc. cit.*

appréciation est, dans ce cas, parfois difficile. « Les officiers
« de santé, dit le réglement du 2 avril 1862, art. 215,
« devront examiner les organes de la parole, pour y dé-
« couvrir l'altération (1) à laquelle ils pourront attribuer
« l'infirmité dont il s'agit. » Le rôle de l'officier de santé,
dans ce cas, se réduit à rassembler des probabilités, et à
apprécier l'exagération qui pourrait être faite dans les cas
légers.

L'appréciation est difficile, comme nous l'avons dit plus
haut, et nous pourrions citer quelques-unes des erreurs
auxquelles elle a donné lieu ; M. Chervin eut à traiter, dans
un cours, qu'il fit en 1872 à Lyon, un bègue qui venait
de faire sept ans de service, avec un bégaiement excessif, et
contrairement à toutes les dispositions du réglement précité.
Nous avons eu l'observation entre les mains. A cette occasion encore, on nous cite un soldat très-bègue qui passa
la moitié de son service à la salle de police, parce qu'on
l'accusait de simuler son infirmité. Du reste, une circu-
laire ministérielle du 3 avril 1873 (2), modifie légèrement ce réglement en disant que le bégaiement, quand
il n'est pas excessif, permet de placer l'appelé dans le
service auxiliaire.

Ajoutons que cette infirmité, aussi préjudiciable sur les
bancs de l'école que dans le monde, est souvent entretenue
par la famille, en vue d'obtenir l'exemption militaire.

---

1. D'après la rédaction de cet article, il semblerait que l'on croit au
ministère de la guerre, que le bégaiement est dû à un vice de conformation des organes de la voix.

2. Page 500 tab. n° 2, § 13.

HISTORIQUE

THÉORIES ET TRAITEMENTS.

De tous temps, on s'est occupé de corriger le bégaiement ; mais les notions peu étendues d'anatomie et de physiologie, que possédaient les anciens, ne les avaient pas conduits à des données sérieuses sur la cause et le moyen de traitement de cette infirmité.

Hippocrate, Galien, Aristote voyaient la cause du bégaiement soit dans une humidité anormale du cerveau, soit dans un vice de constitution de la langue, et en tiraient des conséquences pour le traitement.

L'illustre auteur de Péranée, *Démosthènes*, semble être le premier qui ait imaginé, et pour lui-même, une méthode de traitement. Plutarque nous dit qu'il se guérit de son bégaiement, en se mettant de petits-cailloux dans la bouche. Mais ce moyen ne fut pas le seul ni le principal dont se soit servi Démosthènes. Tout le monde sait qu'il ne se sentit orateur qu'après avoir entendu Calixte, mais que, ne pouvant se faire comprendre des Grecs à cause de la difficulté de son langage, il dut quitter deux fois la tribune au milieu des huées de ses concitoyens. Encouragé par les conseils du vieillard Eumone et du comédien Satyrus, il se retira pendant plusieurs mois dans une sombre caverne, donnant de la force à ses poumons en les exerçant graduellement, et déclamant d'une manière mesurée, à haute voix, les discours qu'il avait entendus.

Il corrigea aussi les mouvements désordonnés de ses membres, en s'exerçant à gesticuler sous une épée suspendue à une certaine hauteur. Il allait sur le bord de la mer, et là, s'efforçait de surpasser, par sa voix, le bruit des flots. C'est ainsi qu'il parvint à se réhabiliter.

Si nous nous sommes étendus longuement dans l'exposition de ce cas remarquable, c'est que nous l'avons regardé comme un grand modèle, portant en lui la théorie la plus rationnelle, pour arriver à la guérison du bégaiement. Les philanthropes qui s'y sont voués l'ont certainement étudié, et ont tous emprunté quelque chose à sa méthode. Arrivons à une époque plus rapprochée de la nôtre.

Santorini, *Delius*, *Morgagni* ont signalé, comme cause possible du bégaiement, des lésions anatomiques, sans indiquer aucun moyen de traitement.

Dupuytren prescrivait un langage à peu près semblable au récitatif de nos opéras.

Itard, médecin des sourds-muets, faisant du bégaiement une affection spasmodique avec faiblesse des puissances motrices de la langue et du larynx, conseille la lecture posée, l'étude d'un dialecte étranger et surtout l'usage d'une petite fourche métallique sous la langue. Cette fourche métallique « qu'un jeune amoureux aurait eu la « constance de garder un an et demi, et dont il aurait « retiré plein succès », a acquis depuis lors une certaine célébrité.

Rullier place dans le cerveau lui-même la cause du bégaiement : il est causé par une débilité purement relative des organes de l'articulation, résultant du défaut de rapport entre l'exubérance des pensées, la vitesse concomitante d'irradiation cérébrale qui leur correspond, et la vitesse possible des mouvements capables d'exprimer les idées par la parole. Cette manière de voir « douce à notre amour-propre » dit Guillaume qui était bègue, peut se ramener à ces termes : que si nous parlons mal, c'est que nous avons trop d'esprit pour bien parler. Cette théorie ingénieuse nous fait deviner que Rullier devait être bègue. Elle ne se trouve pas tout-à-fait d'accord avec ce que dit Magendie plus tard : « J'ai vu beaucoup de bègues, et si j'en ai ren-« contré, où l'intelligence paraissait fort active, j'en ai vu « d'autres, où le temps ne manquait pas aux muscles de la « parole pour exprimer des idées qui n'étaient rien moins « qu'abondantes et rapides. » Rullier approuve la fourche d'Itard, la déclamation, le chant, la mesure, l'étude des syllabes.

*M*me *Leigh*, sur cette simple observation, que dans le moment où les bègues s'efforcent de prononcer, sans y réussir, leur langue séjourne dans le bas de la bouche, et que, dans l'instant où ils surmontent la difficulté, la langue se rapproche du palais, recommande l'application du bout de la langue au palais pendant l'acte de la parole. Mais dans cette position, dit Magendie lui-même, la parole est empâtée. C'est un moyen empirique, mais qui a une réelle importance, bien que les résultats obtenus ne se maintiennent pas. En effet, les mouvements désordonnés de la langue étant variés suivant les sujets, ce moyen ne pouvait être applicable à tous les cas. Cette méthode a joui d'une grande vogue, sous le nom de *méthode américaine*.

Malebouche est plus exigeant que Mme Leigh, dont il est le concessionnaire : il veut la totalité de la langue au palais.

Mac Cormac, ayant découvert, à force de patience et d'observation, que quatre-vingt-dix-neuf fois sur cent, le bégaiement tient uniquement aux efforts infructueux faits par le bègue pour parler quand les poumons sont affaissés et vides d'air, indiqué une profonde inspiration avant de parler, et recommande d'unir les sons entre eux. Ce moyen ne fut connu en France qu'en 1830, époque à laquelle Colombat se l'appropria.

Serres (d'Alais) considère dans le bégaiement deux modes bien tranchés : le premier, consistant dans une chorée des muscles articulateurs ; le deuxième lui paraît constitué par une roideur presque tétanique des muscles propres et accessoires de la voix et de la respiration. Il fait syllaber brièvement et rapidement les mots en tirant brusquement le bras de son élève. C'était là un moyen peu pratique ; aussi, pour corriger ce que sa méthode pouvait avoir de ridicule aux yeux du monde, conseillait-il, quand le bégaiement avait de la tendance à récidiver, d'effectuer, à l'instant des difficultés, soit un simple mouvement du bras, soit une simple contraction des muscles de l'abdomen ou de toute autre partie du corps. Mais il déclare que le bégaiement reparaît chaque fois que l'esprit est distrait de la méthode.

Colombat, dont la méthode a joui d'un grand retentissement, admet deux sortes de bégaiement : le labio-choréique et le gutturo-tétanique. Sous ces noms, on reconnaît la division de Serres ; puis il subdivise sa première espèce en quatre variétés et la seconde en dix qui sont :

1° Le bégaiement labio-choréique loquace, avec bredouillement ;

2° Le bégaiement labio-choréique difforme, avec grimace ;

3° Le bégaiement labio-choréique aphone ou des femmes, qui nécessite des mouvements convulsifs de la langue, des lèvres, etc., etc., sans production de bruit ;

4° Le bégaiement labio-choréique lingual, ou avec zézaiement, caractérisé par la sortie de la langue en dehors des arcades dentaires ;

5° Le bégaiement gutturo-tétanique muet. Le son ne sort qu'après plusieurs inspirations successives qui se sont produites sans bruit ;

6° Le bégaiement gutturo-tétanique intermittent ;

7° Le bégaiement gutturo-tétanique choréiforme. Il est caractérisé par des mouvements choréiques qui se font seulement pendant l'articulation ; pendant le silence, il n'y a rien de produit ;

8° Le bégaiement gutturo-tétanique canin. Il est ainsi désigné, parce que les répétitions saccadées des bègues qui en sont affectés, imitent presque l'aboiement des chiens;

9° Le bégaiement gutturo-tétanique épileptiforme. Il est caractérisé par des contorsions, des spasmes des muscles de la poitrine, de l'abdomen, du col, des membres supérieurs et même des muscles peauciers ;

10° Le bégaiement gutturo-tétanique avec baryphonie ou balbutiement. Il annonce presque toujours une affection du cerveau avec manque de l'intelligence.

11° Colombat a admis encore une variété, sous le nom de bégaiement mixte, qui emprunte ses caractères aux différentes autres variétés.

Il conseille, pour guérir les bègues, l'inspiration de Cormac, la position élevée de la langue, d'après Mme Leigh, l'étude des lettres indiquée par Rullier. Il place sous la langue un instrument appelé refoule-langue, analogue à la fourche d'Itard. Il recommande de scander chaque syllabe des mots, en suivant la mesure indiquée par un métronome, qu'il appelle muthonome, lorsque Serres avait déjà imaginé, dans le même but, son isochrone. Il invente un bride-lèvres, des plaques interdentaires, etc. Enfin tous ces moyens aussi barbares qu'inutiles ne le satisfaisant pas, il pratique l'opération dite de Bonnet (section des génio-glosses) dont nous allons parler tout-à-l'heure.

Pour *Hervez de Chégoin*, qui eut le dur privilége d'étudier sur lui-même cette affection, la cause primordiale se trouve uniquement dans une mauvaise conformation de la langue, consistant : 1° dans le défaut de proportions entre la longueur de la langue et la distance qui la sépare des parties de la bouche ; 2° dans une disposition vicieuse du frein qui fixe la langue à la partie inférieure de la bouche dans des limites trop restreintes. Il conseille la section du frein, puis il a recours à la fourche métallique d'Itard, et invente un cercle d'argent, qui double intérieurement les arcades dentaires pour les rapprocher de la langue.

Graves, attribuant le bégaiement à un spasme des muscles, chargés de diriger la colonne d'air à travers la glotte, recommande aux bègues d'oublier leur infirmité, et de compter leurs syllabes sur leurs doigts.

Arnolt, Müller, Schultess donnent comme cause du bégaiement, une interruption spasmodique dont le siége est à la glotte, et qui affecte également toutes les articulations des organes phonateurs. Ils proposent d'unir les mots en un seul, par des intonations intercalées jusqu'à l'épuisement de l'haleine.

Les résultats obtenus par ces auteurs étaient si peu favorables, la foi en leur système si peu assurée que, lorsqu'en 1841, les bruits de guérison du bégaiement obtenue par la chirurgie se répandirent en France, tous les médecins, et Colombat, un des premiers, comme nous l'avons dit plus haut, s'empressèrent de répéter ces opérations.

En 1840, un chirurgien distingué de Berlin, *Dieffembach*, pensant que le bégaiement avait une cause mécanique et le regardant comme un état spasmodique des voies aériennes résidant surtout à la glotte, puis, de là, se communiquant à la langue, aux muscles du visage, et même au cou, crut qu'en interrompant l'innervation dans les organes musculaires qui participent à cet état anormal, il parviendrait à le modifier ou à le faire cesser complétement:

De là trois procédés opératoires différents :

1° Section horizontale transversale de la racine de la langue.

2° Section sous-cutanée transversale de la racine de la langue avec conservation de la muqueuse.

3° Section horizontale de la racine de la langue avec excision d'une pièce triangulaire dans toute sa longueur et dans toute son épaisseur.

A l'époque où il communiqua son mémoire à l'Institut de France, il avait opéré 19 bègues et annonçait que le bégaiement avait disparu complétement après l'opération. Malgré ce succès opératoire si éclatant, il ne prône pas beaucoup son procédé : « L'importance d'une si grave « opération, dit-il en terminant sa lettre, les dangers qui

« peuvent en résulter, — la perte de la langue par la gan-
« grène ou par la suppuration, ou même par la maladresse
« d'un assistant qui peut facilement la déchirer, — sont
« autant de considérations qui demandent à être mûre-
« ment pesées, et qui, jointes à la difficulté qu'elle pré-
« sente, empêcheront les opérateurs peu exercés de la
« tenter. »

Ses conseils ne furent malheureusement écoutés qu'à moitié, et, on substitua, à ses procédés opératoires, d'autres opérations moins dangereuses en apparence, et qui se répandirent, car leur pratique était relativement facile. Velpeau imagine quatre variétés d'opérations, suivant les cas :

1° La section des muscles hyo-glosses, quand l'éléva-tion directe de la langue paraît embarrassée ;

2° La section des stylo-glosses, lorsque c'est vers le pharynx que la prononciation paraît éprouver quelque difficulté ;

3° L'ablation d'un triangle de la pointe de la langue, lorsque le bégaiement porte sur les lettres dentales ;

4° La section des génio-glosses, lorsqu'il semble que la langue monte avec difficulté vers la voûte palatine.

Amussat revendiqua la priorité de l'opération. Pensant que la cause du bégaiement résidait le plus souvent dans le défaut de conformation, ou dans l'excès de contraction des génio-glosses, que la langue était toujours déviée, raccourcie ou mal conformée, il proposa de couper ou les deux génio-glosses, ou le génio-glosse correspondant au côté de la lésion.

Les discussions entre ces deux grands chirurgiens, dis-

cussions auxquelles prirent part Gerdy, Roux, Dubois
(d'Amiens), furent si vives à l'Académie que celle-ci dut
y couper court, en décidant qu'il n'y aurait plus de
communications directes à l'Académie touchant le bégaiement.

Baudens indique (1) un procédé nouveau par lequel on
opère, en dix secondes, avec succès. A la section des
génio-glosses, il ajoute celle des génio-hyoïdiens. En réalité
cette opération est semblable à celle de Velpeau.

L'un des représentants les plus autorisés de la chirurgie française, *Bonnet*, ne voyant dans le bégaiement
qu'une affection locale, un trouble fonctionnel précédé
peut-être d'une maladie nerveuse qui en a été la cause
première, mais qui a disparu, conclut que le plus souvent
les troubles respiratoires, les mouvements d'apparence
spasmodique des lèvres et des joues, sont la conséquence
des difficultés qui existent dans certains mouvements de la
langue. Partant de cette théorie, il pratique la section des
génio-glosses pour que les deux premiers de ces phénomènes disparaissent. Au lieu de pratiquer cette opération par
la bouche, suivant le procédé de Velpeau, il la pratique à
travers une piqûre faite à trois centimètres au-dessous du
menton. Plus tard, cet éminent chirurgien repousse l'opération pour tous les cas où il y a des troubles de la respiration, ne la réservant que pour les bégaiements linguaux
chez les sujets n'ayant pas dépassé l'âge de 30 ans.

Les travaux très-importants de ce chirurgien, qui a
persévéré le plus longtemps dans la méthode chirurgicale,

____

1. Gazette des Hôpitaux 1841, page 119 ,161.

furent impuissants à tirer l'opération du discrédit dans
lequel elle était tombée : lui-même abandonna complètement son opération, en présence de résultats qu'il vit obtenir, sous ses yeux, par M. Chervin, résultats qu'il eut
la loyauté de reconnaître publiquement (1).

D'ailleurs cette méthode chirurgicale, que Bérard le
physiologiste, dans ses Cours, avait coutume de juger,
sous une forme humoristique, mais sévère, en disant que,
à confiance égale, une incision à l'anus en aurait fait tout
autant, n'est pas, comme Dieffembach l'a dit lui-même,
exempte de dangers. Ses observations, celles de Velpeau,
d'Amussat, de Guersant, de Dufresse-Chassaigne, de Phi-
lipps (de Bruxelles) nous en offrent des preuves ; et, en les
appréciant à leur juste valeur nous nous croyons autorisé
à dire avec notre maître M. le Professeur Béclard (2): « que
« la section des muscles de la langue peut bien, il est vrai,
« amener la paralysie de quelques parties de cet organe,
« par la section des nerfs compris dans l'incision, mais non
« pas rendre aux bègues l'articulation des sons ». Quel que
soit le point de départ des théories qui ont conduit ces
illustres chirurgiens à de telles opérations, il leur a fallu
nécessairement localiser le bégaiement dans la langue, et
ils ont dû, pour cela et sans dire pourquoi, mettre de côté
l'affection nerveuse que la plupart admettaient comme
cause première, éliminer les troubles, qui, pensaient-ils,

---

1. « Je soussigné, professeur à l'École de Médecine de Lyon, certifie avoir
« adressé deux bègues à M. Chervin; ces bègues, âgés l'un de 12 ans,
« l'autre de 25 ans, ont été complétement guéris en dix jours de trai-
« tement. — 20 *janvier* 1853.   A. Bonnet.

2. Traité de Physiologie. 6ᵉ Édit. § 266.

avaient lieu dans le fonctionnement des lèvres, du larynx
et des organes respiratoires. « Il est, en effet, impossible,
« suivant l'expression si juste de Trousseau, d'admettre
« l'existence d'un trouble fonctionnel sans une modalité
« particulière correspondante de l'organe qui préside à sa
« fonction, modalité plus ou moins passagère, plus ou
« moins persistante, qui n'altère pas plus la structure de
« l'organe, qu'une surcharge électrique n'altère la struc-
« ture du verre d'une bouteille de Leyde, mais qui nous
« reste parfaitement inconnue. »

Les résultats obtenus avaient d'abord paru magnifiques,
mais l'appréciation avait suivi de trop près les opérations,
pour montrer que le succès était réel, c'est-à-dire de longue
durée. Guillaume (1) a fait le relevé des opérations, et nous
affirme qu'il n'en a pu trouver une seule dans laquelle le
résultat énoncé remontât à six mois. Il va encore plus loin
en disant que celles, où les résultats obtenus remontent
à six semaines, sont exceptionnelles. « A ne les juger qu'à
« ce seul point de vue, ajoute-t-il, elles sont donc toutes
« impropres à attester autre chose que des succès provi-
« soires. Si l'illusion première n'a pas eu trop de part
« dans l'appréciation de leur valeur, quelques-uns des
« nombreux succès cités par leurs auteurs pourraient être
« contrôlés aujourd'hui. » Et il cite des bègues, par
exemple, opérés par Baudens et dont la guérison avait
été illusoire, puisque l'affection avait reparu. Chez quelques-uns même, opérés pendant qu'ils étaient au service,
le bégaiement avait tellement augmenté, que le conseil de

1. Dict. Encycl. des Scien. médic. tome IV. — Art. Bégaiement.

santé avait dû les réformer. Becquerel, ayant eu l'occasion d'en voir quelques-uns, un certain laps de temps après l'opération, dit que tous parlaient aussi mal qu'auparavant.

Aussi dirons-nous, avec M. le professeur Richet, que, condamnée définitivement et par la théorie et par la pratique, la section des muscles de la langue est un chapitre à rayer des livres de médecine opératoire. Nous n'en aurions pas parlé aussi longuement, si nous n'avions trouvé dans un ouvrage devenu classique, (Dict. de méd. et de chirurg. pratiq. — Art. Bégaiement) la réhabilitation de cette opération complétement abandonnée par les chirurgiens qui l'ont pratiquée et défendue avec le plus d'ardeur.

Toutefois, il est juste de dire que M. Oré, auteur de cet article, ayant été officiellement chargé d'examiner (1) les procédés employés par M. Chervin, en a reconnu l'efficacité.

En 1843, *Becquerel* adressa à l'Académie des Sciences, un rapport sur une nouvelle méthode inventée par un mécanicien, nommé *Jourdan*. Ce dernier avait observé la sortie simultanée de la voix articulée et d'air expiré en pure perte pendant la parole, ce qui fait que le courant d'air expiré s'oppose au libre jeu de cette dernière, en nuisant à l'exercice régulier des muscles de l'articulation. Ces pertes d'air, déjà signalées par Magendie, étaient considérées jusqu'alors comme les conséquences et non comme la

---

1. Rapport demandé par M. le préfet de la Gironde à l'Académie des Sciences, Belles-lettres et Arts de Bordeaux. Membres de la commission : M. le docteur Gintrac, directeur de l'École de Médecine de Bordeaux, médecin de l'hôpital Saint-André — M. le docteur Oré, professeur de physiologie à l'École de Médecine de Bordeaux, Chirurgien de l'hôpital Saint-André. — M. Valat, ancien recteur d'Académie — (1874).

cause du bégaiement. La théorie de Jourdan se trouve ré-
sumée dans cette phrase : « le bégaiement est dû à ce qu'on
« use en souffle, et non en son, l'air qu'on a dans la poi-
« trine. »

La concision et la simplicité, qu'on remarque dans cette
définition, ne se retrouve malheureusement pas dans la pratique. Voici, en effet, les précautions que le bègue devra
prendre pour parler : Inspirer légèrement, comme dans
l'état physiologique ; faire une très-courte pause, puis se
mettre à parler lentement, en observant sans cesse de
maintenir la poitrine dilatée, l'abdomen légèrement saillant
en usant le moins d'air possible par la parole. Becquerel dit
qu'un grand nombre de bègues, dont quelques uns, même
avaient été traités sans succès par d'autres méthodes, et en
particulier par Malebouche et Colombat ont été guéris
complètement par ces moyens. Toutefois il nous montre
que beaucoup sont retombés dans leur ancien défaut et
parlent même plus mal qu'auparavant. Lui-même, ajoute-
t-il, après avoir suivi sans succès pendant douze ans la
méthode dite orthophonique de Colombat, a été guéri en
douze jours par l'application des règles de Jourdan. Nous
n'avons pas eu l'avantage d'entendre ce savant professeur,
mais, la thèse de son élève Violette, des renseignements
donnés par des personnes qui ont eu l'honneur de le connaître, nous empêchent d'ajouter une grande confiance à
la guérison complète, produite par l'application de la méthode Jourdan.

Morin tourne la difficulté en proposant de chanter la
consonne rebelle ; il conseille aussi le chant, la parole
rhythmée, et, de plus, l'emploi de boules de caoutchouc

introduites dans la bouche entre les joues et les arcades
dentaires, et qui rappellent les cailloux de Démosthènes.

Pour terminer, je citerai l'article bégaiement, signé Guillaume, dans le Dictionnaire Encyclopédique des sciences mé-
dicales. Cet auteur a la simplicité de prétendre que les bègues
seuls peuvent étudier d'une façon convenable, fructueuse,
cette infirmité. Eux seuls à son avis, peuvent donner les
règles qui conduisent à la guérison. Cette prétention exagérée
n'est pas admissible. Comment croire, en effet, qu'un individu qui, de sa vie, n'a jamais pu ni respirer convenablement
pendant la phonation, ni articuler nettement ses syllabes,
ni débiter une période sans s'arrêter sur un ou plusieurs
des mots qui la composent, puisse enseigner la bonne, la
véritable manière de diriger les organes phonateurs et articulateurs. Quoi qu'il en soit, son traitement consiste dans
l'immobilisation de la langue, l'inspiration au commencement des phrases, les mouvements des lèvres, la plaque
interdentaire, le pince-nez, etc. L'auteur devait être bien peu
convaincu de l'efficacité de sa méthode, ou bien mal l'appliquer, car il a vainement travaillé toute sa vie, à se corriger d'un défaut qu'il voulait corriger chez les autres, ainsi
qu'il l'avoue dans son article.

PHYSIOLOGIE PATAOLOGIQUE

CLASSIFICATIONS.

« Pour quiconque examinera avec soin une série de bè-
« gues, dit M. Moutard-Martin (1), un fait paraîtra cons-

1. *Loc. cit.*

« tant : c'est l'irrégularité, l'incertitude de la respiration
« pendant l'acte de la phonation, soit dans l'inspiration,
« soit et le plus souvent pendant l'expiration. Souvent
« l'inspiration est incomplète, quelquefois excessive et com-
« me convulsive. L'expiration est saccadée, quelquefois ra-
« lentie, quelquefois au contraire trop précipitée. Quel-
« ques bègues veulent commencer à parler dans l'inspira-
« tion, ou coupent leurs mots par une inspiration pendant
« laquelle ils veulent continuer à parler. Observez un bè-
« gue pendant la période de repos et de mutisme, sa res-
« piration est normale et régulière.

« Nous poserons donc, en principe, que le trouble res-
« piratoire est un fait constant dans le bégaiement. »

Pour bien comprendre comment se produit ce trouble et
comment il influe sur le bégaiement, il nous est nécessaire
de dire quelques mots seulement sur la phonation et l'articulation de la voix. Nous pourrons ensuite aborder plus
facilement les remarques que nous ont suggérées nos observations.

M. Béclard, le savant professeur de physiologie de notre
Faculté, nous a enseigné que la voix est un son produit par
la vibration des cordes vocales et causé par le passage de
l'air à travers le larynx convenablement disposé ; que
modifiée par le jeu des organes sus-laryngiens, la voix devient alors la parole ou voix articulée. Comparons un instant l'appareil vocal à un instrument à anche. De même
que ce dernier, il se composera de trois parties :

1° Les poumons et la trachée qui font l'office de soufflet
et porte-vent ;

2° Le larynx dans lequel l'air chassé par les poumons

vient faire vibrer les cordes vocales qui sont les anches de l'appareil vocal humain. Cette anche se distinguera, il est vrai, des anches de nos instruments, en ce sens que, les lames vibrantes sont placées horizontalement par leur bord vibrant, tandis que les lames, qui constituent les anches de nos instruments, sont verticales et se correspondent par leur plat. « Mais cette disposition, dit M. Béclard (1), ne mo-« difie en rien le mécanisme physique de la production du « son. »

3° Tout ce qui surmonte le larynx sera le tuyau vocal, modifié par les organes qui concourent à la parole.

Que le jeu du soufflet qui doit faire vibrer les cordes vocales soit irrégulier ; que consécutivement les muscles crico-aryténoïdiens postérieurs n'agissent pas au moment physiologique, pour empêcher les lèvres de la glotte de se rapprocher sous l'influence de l'action aspirante du poumon ; que les muscles crico-aryténoïdiens laté-raux, et l'ary-aryténoïdien constricteurs de la glotte et phonateurs, ne rapprochent pas, en temps convena-ble, les lèvres de la glotte, de telle sorte que la colonne d'air, chassée par le poumon, ne puisse acquérir, au ni-veau de cette ouverture rétrécie, une force suffisante pour entrer en vibration ; que la langue et les lèvres soient inha-biles à occuper les différentes positions qui leur sont pro-pres, la parole se produira mal ou ne se produira pas, mal-gré des efforts violents et répétés. Ce ne sera là qu'un trouble physiologique. Les mucles qui font mouvoir les cartilages élastiques, qui resserrent ou détendent la glotte, qui

---

1. *Traité de physiologie,* 6ᵉ édition, § 255.

allongent ou raccourcissent les cordes vocales, ceux qui
contractent ou dilatent le pharynx, l'isthme du gosier, la
langue, les lèvres, les joues, développent ou rétrécissent les
cavités pharyngo-œsophagienne, laryngo-bronchique, et
bucco-nasale, tous ces instruments de la voix et de la parole ne sont point malades organiquement. Le trouble de
l'appareil respiratoire sera accompagné du trouble de l'appareil phonateur, et de l'appareil articulateur. Il y a un
manque d'ensemble entre les deux actes de la respiration,
la contraction ou le relâchement des muscles de la glotte,
de la langue et des lèvres.

De là, nous pouvons conclure, et nous avons observé que
le trouble de la parole peut exister : 1° dans l'inspiration ;
2° dans l'expiration ; 3° indifféremment pendant deux temps
de la respiration.

En effet, nous voyons, dans les observations que nous
allons citer, des bègues chez lesquels l'émission du son se
fait pendant l'inspiration, comme chez les ventriloques ; et
nous savons que, dans les circonstances ordinaires, les sons
ne se produisent guère pendant l'inspiration que dans le
rire, le sanglot, le hoquet. Le son se produit toujours aux
lèvres de la glotte et de la même manière ; le soufflet et le
porte-vent se trouvant seuls déplacés. Mais, dans ce cas,
la parole peut être empêchée par une tension anticipée des
cordes vocales, avec ouverture de la glotte succédant à sa
complète occlusion ; parfois même la détente de l'orifice
glottique est tellement brusque que le bègue semble aboyer.
Mais c'est là un degré extrême de l'affection, et le plus souvent le bègue, en parlant pendant l'inspiration, coupe ses

mots par des inspirations multipliées, saccadées, pendant lesquelles il veut continuer à parler.

Chez d'autres, nous voyons l'émission de la voix se faire pendant l'expiration ; mais là encore, nous remarquons une expiration brusque, saccadée, bruyante, quelquefois ralentie ou presque nulle, parfois au contraire précipitée, brusque. La durée des expirations est d'ailleurs plus courte chez le bègue que chez l'individu à l'état physiologique, alors même que les inspirations préalables ont été plus longues. Il débite souvent pour une seule syllabe avortée le demi-litre d'air qui, convenablement emménagé, aurait pu servir pour une longue phrase.

D'autres encore essayent de parler entre les deux temps de la respiration, alors que le poumon, vide d'air, ne peut faire vibrer les cordes vocales, malgré de pénibles efforts. Enfin et le plus fréquemment le bégaiement peut exister chez le même sujet, pendant l'inspiration et l'expiration indifféremment. De là la classification suivante :

1° Bégaiement inspiré ;

2° Bégaiement expiré ;

3° Bégaiement mixte.

Mais ces troubles de la respiration, qui nous conduisent à l'établissement de nos trois divisions, sont accompagnés de mouvements irréguliers de la mâchoire, de la langue, des lèvres, des muscles du cou et même des membres. La bouche peut être fermée par une violente contraction labiale qui empêche toute sortie de l'air ; les yeux peuvent être anxieux, hagards ; les paupières sont parfois le siége d'un clignotement, d'une sorte de tic nerveux plus ou moins accentué ; le corps peut être incliné d'un côté ou de l'autre ; la contracture des muscles de la face et l'agitation convulsive de la mâchoire peuvent imprimer sur la figure les aspects les plus bizarres. Ces phénomènes de contractions convulsives sont parfois si multipliés, qu'on les a distingués en mouvements d'en haut, d'en bas, d'arrière, d'avant, en glosso-buccaux, labio-linguaux, enfin en choréiques et tétaniques. Ils existent à des degrés différents dans un grand nombre de cas, manquent les uns ou les autres chez certains individus, parfois même complétement.

Ces nouveaux caractères nous serviront à établir deux subdivisions : le bégaiement grimacé ou non grimacé, et nous aurons le tableau suivant :

1° Bégaiement inspiré grimacé.
      «   inspiré non-grimacé.
2° Bégaiement expiré grimacé.
      «   expiré non-grimacé.
3° Bégaiement mixte grimacé.
      « :   mixte non-grimacé.

Souvent, le trouble respiratoire se manifeste dans les trois temps physiologiques indiqués : mais la classification n'en est guère moins facile à établir ; ainsi, dans la première catégorie, la voix prend un timbre particulier qui rappelle la voix des ventriloques ; dans la deuxième, la répétition de la syllabe semble presque naturelle et volontaire ; dans la troisième, il y a des arrêts plus ou moins prolongés, et quelquefois même, impossibilité de continuer.

Cette classification très-naturelle nous semble bien préférable à toutes celles que nous avons fait connaître dans le chapitre précédent. Elle est facile à vérifier pour quiconque veut s'en donner la peine, et offre des avantages plus rationnels, puisqu'elle repose sur les deux faits saillants de la *respiration* et du *mouvement nerveux* qui l'accompagne le plus souvent. Tout le mérite de cette classification revient d'ailleurs à M. Chervin, qui a pu l'établir par de patientes investigations et une pratique de trente ans d'enseignement des bègues. C'est en l'appliquant que nous donnons les deux séries d'observations que nous citons et dont nous avons suivi le traitement, pour la deuxième seulement, depuis le commencement jusqu'à la fin.

Les exercices de la méthode qui a donné lieu à cette classification, qui la rendent propre au redressement de la triste affection qui nous occupe, ont un caractère classique tout spécial : le professeur a su réunir et combiner une série d'exercices raisonnés, facile et éminemment pratiques, qui, s'adressant à chaque organe de la phonation en particulier, peuvent s'adapter parfaitement aux trois variétés de bégaiement qu'il a adoptées. En effet, considérant le bégaiement d'une façon générale, il traite tous les bègues de la même manière, à quelques différences près et motivées par l'âge, l'intelligence, le caractère, et l'instruction plus ou moins avancée de l'élève. On a offert bien des conseils aux bègues, et la plupart sont excellents. Ainsi on leur a dit : Parlez lentement, desserrez les dents, relevez la langue, remuez les lèvres, nuancez la voix, respirez à propos, accompagnez vos paroles d'un geste naturel, etc., etc.

Ici, le professeur ne dit pas autre chose, mais instituant l'imitation comme base de sa méthode, il joint l'exemple aux préceptes, il est pour eux l'instrument qui guide et qui soutient. Convaincu sans doute, que ses explications n'auraient jamais sur l'esprit de ceux qu'il traite, la même influencé qu'une démonstration, il fait lui-même la gymnastique vocale qu'il enseigne. Il leur dit : « Regardez-moi et faites comme moi. » Et il exécute lui-même et il fait exécuter à ses élèves une série considérable d'exercices bien gradués, bien variés, et révélant l'esprit observateur de leur auteur. C'est par des démonstrations matérielles, et non par des explications physiologiques, toujours vagues et difficiles à choisir pour les bègues, qui, d'habitude, ne consacrent pas leur temps à l'étude de la physiologie, que la méthode enseigne à dompter ce vice de prononciation.

OBSERVATION 1.

Jules G..., 18 ans.   Bégaiement expiré grimacé.

Bègue de naissance ; il n'y a pas d'antécédents héréditaires dans la famille : toutefois la mère de ce jeune homme parle très-vite et bredouille ; il prétend que son bégaiement plus ou moins accentué, n'a ni augmenté, ni diminué. Il bégaie beaucoup plus qu'à l'ordinaire, lorsqu'il est intimidé ou en colère. Son bégaiement peu marqué dans la lecture qu'il fait très-lentement, est très-accentué dans la conversation et principalement au commencement des phrases : mais il ne bégaie pas en chantant.

Les syllabes sont suspendues, saccadées, répétées ; et par suite l'expiration vocale est suspendue ; quelquefois même l'expiration se produit, sans qu'il puisse, bien que le voulant, arriver à faire entendre un son. Les voyelles sont souvent prolongées.

Les lèvres sont agitées convulsivement pendant la répétition des syllabes, et la mâchoire inférieure s'abaisse brusquement, comme mue par un ressort.

Lorsqu'il se surveille, il parle mieux, tandis qu'avec ses parents et ses amis, son bégaiement se montre dans toute son intensité.

A déjà suivi pendant quelque temps, mais sans succès, les leçons de M. Colombat fils.

OBSERVATION II.

Pierre F..., 26 ans.   Bégaiement expiré non grimacé.

Ce jeune homme bégaie probablement depuis sa naissance, car il s'est toujours connu ainsi. Il croit que son défaut a notablement augmenté depuis l'âge de vingt ans.

Son bégaiement est intermittent. La timidité, la colère le font bégayer plus qu'à l'ordinaire, tandis qu'une légère excitation alcoolique lui rend l'usage de la parole plus facile.

Bégaiement également prononcé dans la lecture et dans la conversation, nul dans le chant. Expiration nasale, suffocation momentanée et constriction à la glotte lorsque l'arrêt se produit. « C'est là que ça se bouche, dit-il, en portant la main à son larynx. »

Les consonnes M. B. D. P. T. lui sont particulièrement difficiles à prononcer.

Ce sujet est un peu sournois, ne répond guère que par monosyllabes à nos interrogations, de sorte qu'il nous est difficile de juger de l'intensité habituelle de son affection. Elle doit certainement être plus grande que nous n'avons pu l'observer.

OBSERVATION III.

Auguste B..., 20 ans.   Bégaiement expiré grimacé.

Bègue de naissance. Il bégaie surtout au commencement des mots, s'arrête et répète fréquemment la même syllabe. Chaque répétition est accompagnée d'un hochement de la tête à droite qui témoigne de ses efforts. Clignotement des paupières.

L'expiration est brusque, quelquefois nasale ; il accuse une constriction à la glotte et de la fatigue à la poitrine, lorsque le bégaiement se produit.

Les labiales M. P. B. sont surtout difficiles à prononcer.

L'émotion le fait bégayer davantage ; mais il parle mieux lorsqu'il est sous une légère influence alcoolique.

Il zézaie et prononce çeval pour cheval.

« Nous avons fait remarquer plus haut que le bégaiement pouvait être accompagné de zézaiement et d'autres vices de la parole. »

OBSERVATION IV.

Irénéc R..., 18 ans.   Bégaiement expiré grimacé.

Probablement bègue de naissance. Il n'a pas d'antécédents héréditaires dans sa famille. Toutefois il a été élevé avec un petit cousin de son âge, bègue comme lui : il pourrait donc être devenu bègue par imitation.

Son bégaiement est compliqué de bredouillement, sa respiration est haletante, entrecoupée, saccadée. Il prolonge les voyelles, et répète un grand nombre de fois la même syllabe, (iiiiil — plplplpleut. Il pleut). Ce sujet présente un phénomène particulier : il ajoute devant les mots qu'il craint de bégayer la syllabe ep ; ce qui, prétend-il, lui aide à faire passer le mot difficile, mais achève de défigurer entièrement sa conversation.

Il bégaie davantage en parlant à voix basse.

Balancement et hochement de la tête.

Clignotement des yeux.

Les signes extérieurs sont très-marqués chez ce sujet. Il bégaie moins dans la lecture et la récitation qui est très-bredouillée que dans la conversation qui est des plus difficiles à suivre.

OBSERVATION V.

Pascal G. 24 ans.   Bégaiement inspiré grimacé.

Ce jeune homme est devenu bègue à l'âge de six ans, à la suite d'une grande frayeur. Son défaut de prononciation a toujours été en augmentant. Il bégaie beaucoup moins dans la lecture que dans la conversation qui est très-pénible à entendre. Il répète jusqu'à dix fois la même syllabe et jappe pour ainsi dire. En même temps, il hoche la tête, et la bouche reste béante, ou les lèvres sont agitées convulsivement selon la lettre qu'il essaye de prononcer.

— Toutes les consonnes lui sont difficiles.

— Il a été exempté du service militaire à cause de son bégaiement, qui est certainement le plus accentué de tous ceux que nous ayons observés.

Lorsqu'il est sous une légère influence alcoolique, il devient tellement bègue qu'il ne peut plus parler, et que, suivant son expression, il ne lui reste plus qu'à taper.

Observation VI.

Lucien D. 23 ans.   Bégaiement expiré non grimacé.

Bégaiement congénital. Il rapporte à ce propos une histoire que nous donnons ici, sans y attacher une trop grande importance. Cependant comme ce n'est pas la première fois que cette observation a été faite par M. Chervin, nous croyons qu'elle a quelque valeur. Sa mère, à la vue d'un incendie, eut une grande frayeur, alors qu'elle le portait, vers le sixième mois de sa grossesse et a toujours attribué à cette émotion le bégaiement de son fils.

Il bégaie surtout au commencement des mots, et bute la syllabe. Mais comme ce jeune homme est très-calme, il attend patiemment que le moment propice arrive et ne fait aucun effort pour forcer la sortie de la syllabe.

Son bégaiement est plus prononcé dans les consonnes que dans les voyelles.

Observation VII.

Julien B, 22 ans.   Bégaiement expiré grimacé.

Serait devenu bègue à l'âge de six ans à la suite d'une frayeur. Toutefois le bégaiement ne se serait pas montré tout d'abord aussi intense qu'il l'est aujourd'hui. Il a d'abord hésité, balbutié, puis les répétitions sont devenues plus fréquentes et le défaut a été augmentant chaque jour jusqu'à l'âge de 12 ans. A partir de cette époque, il aurait diminué un peu ; toutefois il a été exempté du service militaire pour son vice de prononciation.

Une intimidation, la colère augmentent considérablement son bégaiement, une légère excitation alcoolique le diminue.

Bégaiement très-accentué dans la lecture, la récitation et la conversation à haute voix, moindre à voix basse, nul dans le chant.

Inspiration nasale fréquente, et bruyante expiration anticipée très-marquée. La syllabe est butée, suspendue, répétée un grand nombre de fois. Toutes les lettres lui sont difficiles à prononcer, mais les labiales surtout.

Sous l'influence des pénibles efforts qu'il est obligé de faire pour parler, sa face devient rouge, les veines jugulaires sont gonflées, les lèvres resserrées par un spasme nerveux ne laissent échapper la syllabe que longtemps après que la volonté en a commandé la sortie. La langue est alors violemment projetée hors de la bouche.

Il éprouve de la constriction au niveau de la glotte, et à la poitrine une grande fatigue ressemblant à de l'oppression.

Observation VIII.

Alexandre R., 24 ans.   Bégaiement mixte grimacé.

Devenu bègue subitement à l'âge de 7 ans, à la suite d'une grande frayeur qu'il éprouva poursuivi qu'il était par un taureau qui le renversa sans le blesser grièvement.

Son bégaiement a toujours été sensiblement aussi accentué qu'il l'est aujourd'hui ; toutefois il y a des intermittences : il diminue un peu pendant quelques jours pour reparaître ensuite aussi fort.

Comme pour les autres sujets, l'intimidation, la surprise et la gaieté alcoolique augmentent encore son bégaiement ; mais en revanche, il bégaie moins, lorsqu'il est bien en colère.

La lecture, la conversation à haute voix lui sont excessivement difficiles ; la lecture à voix basse lui est moins pénible ; mais la conversation n'éprouve pas d'amélioration. Il bégaie moins en conversant avec les gens de sa famille qu'avec des étrangers. Il chante parfaitement et sans aucune hésitation.

Les troubles respiratoires sont très-caractérisés : l'inspiration est entrecoupée et comme humée ; l'expiration vocale est brusque, saccadée, et elle se produit souvent en pure perte, sans qu'aucune syllabe soit prononcée.

Les syllabes sont butées, aboyées, répétées et le plus souvent prononcées pendant l'inspiration.

La voyelle est prolongée et comme annonée (Aaaaalexandre).

Il nous est difficile de dire quelles lettres lui sont particulièrement pénibles à prononcer ; car il éprouve à l'occasion de chacune les plus grandes difficultés.

En effet, lorsqu'il parle, si tant est qu'on puisse appeler cela parler, sa tête est parfois agitée d'une secousse véritablement terrible. On le tirerait par les cheveux que la secousse ne serait pas plus brusque. En même temps les paupières sont le siége d'un clignotement très-fréquent et il reste bouche béante attendant avec anxiété le moment de prononcer une malheureuse syllabe.

Inutile de dire qu'il a été exempté du service militaire.

Les traitements les plus divers ont été vainement essayés : l'électricité, le bromure de potassium, l'hydrothérapie, la gymnastique mais on n'a obtenu aucun résultat.

Ces observations prises récemment, et dont le succès est déjà concluant, puisque tous les sujets ont bien parlé à la fin du traitement, ne sont pas suffisantes à notre avis,

pour prouver l'efficacité des exercices du traitement rationnel que nous avons vu exécuter, et montrer que la guérison
est stable. C'est pourquoi nous avons jugé à propos de citer
une série d'observations, prises par la commission nommée
en 1874 par le préfet de la Seine, à l'effet d'examiner les
avantages de l'enseignement donné aux bègues par
MM. Chervin. Le rapport de cette commission est signé par
M. le Dr O. Larcher, lauréat de l'Académie de Médecine.
Nous les avons complétées par des renseignements ultérieurs qui démontreront complétement la valeur de la
méthode.

OBSERVATION IX.

Jean B..., 36 ans.   Bégaiement mixte non grimacé.

Bègue de naissance, pas d'antécédents dans la famille.

Léger bégaiement, caractérisé par une grande intermittence. Il disparaît quelquefois pendant des semaines entières, pour reparaître,
sans que rien n'ait motivé ce retour. C'est surtout sous l'influence de
la colère que le défaut se fait sentir ; Jean B... ne bégaie pas en chantant.

Ce sujet a été complétement guéri de son vice de prononciation au bout d'un traitement de vingt jours. Son bégaiement a non-seulement disparu, mais encore il s'exprimait
avec la plus grande facilité, quand nous l'avons vu nous-
même en avril 1877.

OBSERVATION X.

Jean C..., 26 ans.   Bégaiement expiré grimacé.

Bègue de naissance, dont le frère bégayait beaucoup et a été corrigé
par M. Chervin en 1867.

Bégaiement qui grandit dans l'émotion et qui a quelque ressemblance avec le bredouillement : répétitions convulsives. Bégaiement nul dans le chant.

Jean C... a été bien guéri ; mais nous n'avons pu avoir des renseignements : il est missionnaire en Chine.

OBSERVATION XI.

Louis T..., 22 ans.   Bégaiement expiré non grimacé.

Bègue depuis l'âge de 5 ans, pas d'antécédents héréditaires. Le bégaiement, qui est venu peu à peu et sans cause appréciable, a sensiblement augmenté jusqu'à l'âge de 18 ans ; il semblerait diminuer depuis cette époque.

Bégaiement peu prononcé, arrêt convulsif devant la syllabe difficile, mais sans répétition. La colère augmente l'infirmité, au point d'empêcher complétement le patient de parler ; mais il ne bégaie pas en chantant.

Nous avons vu nous-même ce sujet, qui a suivi la période d'exercices en 1874 et parle bien maintenant. Il ne conserve plus rien de son ancienne affection.

OBSERVATION XII

Gustave S... 16 ans.   Bégaiement expiré grimacé.

Bègue de naissance ; sa mère bégaie un peu ; son bégaiement qui est venu peu à peu, augmente depuis l'âge de 13 ans, en présentant de grandes intermittences dans son intensité. Il bégaie plus pendant l'hiver que pendant l'été.

Bégaiement peu accentué dans la récitation et la lecture ; répétitions des syllabes ; prolongement des consonnes et principalement du P, du T, et du K. Les consonnes composées PR. TR. CR. sont très-difficiles à prononcer.

Il bégaie moins dans sa famille qu'avec des étrangers, lors même qu'il s'observe, et fait tous ses efforts pour bien parler. Lorsqu'il darle anglais, son défaut diminue, ainsi que lorsqu'il se met en colère. Bégaiement nul dans le chant.

Ce jeune homme parle aujourd'hui très-facilement, et l'on ne remarque rien d'anormal dans sa conversation.

OBSERVATION XIII

Adrien C... 25 ans.   Bégaiement mixte non grimacé.

Bègue de naissance ; son père bégaie également. Exempté du service militaire à cause de son bégaiement ; sous l'influence de la colère et de l'ivresse, son défaut s'accentue au point de l'empêcher complétement de parler.

Bégaiement peu accentué dans la lecture et la conversation, nul dans le chant.

Les troubles respiratoires sont peu apparents ; mais, néanmoins, la façon dont il est obligé de s'arrêter, de suspendre les syllabes, témoigne du spasme qui le prend à la glotte. Il accuse du reste, une constriction à la gorge. Les consonnes gutturales et explosibles lui sont particulièrement difficiles.

Ce sujet parlait bien, mais un peu doucement à la fin du cours. Nous n'avons pu avoir les renseignements qui nous montreraient si le succès a été permanent. Il a été perdu de vue.

OBSERVATION XIV.

Arthur H... 11 ans.   Bégaiement mixte grimacé.

Bègue de naissance ; pas d'antécédents dans la famille. Son bégaiement est peu accentué dans la lecture et dans la récitation : il l'est un peu plus dans la conversation.

L'inspiration est haletante, l'expiration toujours anticipée, quelquefois nasale. La syllabe est tantôt aspirée, tantôt expirée, souvent suspendue. Les consonnes sont prolongées, et on entend un bruit analogue au gloussement de la poule. Les impressions atmosphériques sont sans influence sur l'intensité du défaut ; mais les impressions morales, la peur, la surprise, l'augmentent, tandis que la colère le diminue.

Cet enfant très-bien guéri, n'a pas eu de nouvelle atteinte de son ancienne affection.

<h3 style="text-align:center">Observation XV</h3>

Louis D..., 19 ans.   Bégaiement inspiré grimacé.

Bègue de naissance ; pas d'antécédents dans la famille. De dix à seize ans, son bégaiement a disparu complétement, sans qu'il sût pourquoi, et a reparu depuis, sans cause connue. Bégaiement peu accentué dans la lecture, mais très-marqué dans la conversation, nul dans le chant.

Inspiration bruyante et brusque, syllabe saccadée accompagnée d'un claquement de la langue et d'un hochement convulsif qui fait dévier la tête à gauche.

Clignottement des yeux.

Pas de lettres particulièrement difficiles.

Nous n'avons pu avoir de renseignements sur cet élève guéri en 1874.

<h3 style="text-align:center">Observation XVI</h3>

Gustave C..., 11 ans 1/2.   Bégaiement expiré grimacé.

Bègue de naissance. Le père et le grand-père de cet enfant bégaient également. Son défaut, d'abord peu sensible, a augmenté, d'année en année, jusqu'au point où on le voit aujourd'hui ; grande intermittence dans l'intensité.

Son bégaiement augmente s'il se met en colère ou s'il a été intimidé ; tandis que, s'il s'observe, il bégaie beaucoup moins ; avec ses parents, son bégaiement est plus accentué. Il n'existe pas dans le chant. Sa mère assure que, pendant le temps orageux, il parle avec une difficulté plus grande que dans le temps calme.

La lecture, la récitation et la conversation à haute voix et à voix basse sont excessivement pénibles et très-bégayées. L'inspiration est brusque, l'expiration ne coïncide pas avec l'émission de la syllabe, et le patient laisse échapper un peu d'air par le nez.

Un fait curieux à noter, c'est que quelquefois, lorsqu'il veut parler, il reste la bouche béante, sans pouvoir la fermer, et il est très-facile de voir que, pendant ce temps, le voile du palais est complétement abaissé, tandis que le dos de la langue élevé ferme complétement l'isthme du gosier. C'est pendant ce temps, qui dure quelques secondes, qu'il laisse échapper par le nez, sans rien prononcer, une partie de l'air inspiré en vue de la parole. La syllabe est butée, suspendue, rarement répétée, il n'y a de répétition que sur les voyelles (bêlement). C... dit que, pendant qu'il bégaie il éprouve à la gorge une suffocation et une constriction violente, qui disparaissent dès que le mot difficile a été prononcé.

Cet élève, qui malgré sa jeunesse, était très-attentif, a très-bien parlé jusqu'à présent.

Observation XVII

Françoise W..., 26 ans.   Bégaiement inspiré grimacé.

Suivant elle, son bégaiement serait survenu à l'âge de dix ans, à la suite de la coqueluche. Pas d'antécédents dans sa famille.

Grande intermittence dans l'intensité de son bégaiement, qui, depuis l'âge de 20 ans environ, a un peu diminué. Néanmoins le défaut est tellement prononcé que cette jeune fille, qui est cuisinière, ne peut pas trouver à se placer.

Bégaiement excessif dans la lecture et la conversation à haute voix, moindre dans la lecture et la conversation à voix basse. La lecture est si pénible que la patiente est obligée de s'arrêter pour se reposer, après avoir lu quelques lignes seulement. Elle prend brusquement son inspiration et parle pendant ce temps au lieu de le faire pendant l'expiration. Les syllabes ainsi aspirées sont aboyées et produisent un bruit analogue à l'aboiement d'un chien. Elles sont souvent suspendues, mais jamais répétées.

Les consonnes explosibles sont particulièrement difficiles à prononcer.

W... bégaie autant en allemand qu'en français.

Cette élève à la fin du cours était sensiblement améliorée ; mais, comme elle ne savait pas lire couramment, et parlait très-mal le français, à part son bégaiement, M. Chervin avait fait ses réserves. Nous sommes heureux d'apprendre que l'amélioration est restée constante.

OBSERVATION XVIII.

Alfred L... 10 ans 1/2.   Bégaiement expiré grimacé.

Bègue de naissance, pas d'antécédents dans la famille.

Le bégaiement qui est venu peu à peu, augmente depuis l'âge de 10 ans, en présentant de grandes intermittences dans son intensité.

La lecture, la récitation, la conversation à haute voix sont très-pénibles et très-bégayées et ne subissent pas de changement lorsqu'elles sont faites à voix basse. L'enfant ne bégaie pas en chantant.

Les troubles respiratoires sont très-accusés chez lui ; l'inspiration est brusque, entrecoupée, haletante ; l'expiration est saccadée et souvent suspendue. Il accuse, pendant qu'il parle, une vive constriction à la gorge et une grande fatigue à la poitrine. La syllabe est aboyée, répétée, lancée avec un sifflement très-prononcé. Les consonnes et les voyelles sont prolongées : b.....onjour; a..... vant. Les yeux sont hagards, les narines dilatées ; la tête est agitée d'un mouvement convulsif très-prononcé, et la bouche reste béante.

En somme, bégaiement très-accentué, tant sous le rapport des désordres respiratoires et phonétiques que sous celui des phénomènes pathologiques dont le masque est le siége.

La guérison de cet enfant, faite en 1874, ne s'est pas démentie.

OBSERVATION XIX.

Adrien F.... 17 ans.   Bégaiement inspiré grimacé.

Bègue de naissance, pas d'antécédents de famille.

Depuis six mois environ, son bégaiement augmente d'une façon très-notable et présente néanmoins de grandes intermittences dans son intensité ; l'hiver, il est plus accentué que l'été, et pendant la colère, il diminue sensiblement. Lecture, conversation et surtout récitation à haute voix et à voix basse excessivement pénibles et très-bégayées. Le rhythme respiratoire est absolument détruit.

Le patient parle en humant l'air, il ne répète pas la syllabe, mais il la suspend souvent et elle sort toujours brusquement. Sa respiration est haletante, et il se plaint d'une violente fatigue à la poitrine.

Pas de lettres particulièrement difficiles à prononcer ; F... ne bégaie pas en chantant.

Cet élève qui, à la fin du cours, parlait facilement, tout en scandant un peu sa phrase, de peur de retomber dans sa prononciation vicieuse, parle maintenant très-couramment et comme quelqu'un qui n'aurait jamais bégayé.

OBSERVATION XX.

Léon B.,., 18 ans.   Bégaiement expiré grimacé.

Bègue de naissance. Le père et le grand-père bégayaient.

: Son bégaiement qui est venu peu à peu, semble diminuer d'intensité depuis l'âge de quinze ans environ. Il est néanmoins très-accentué dans la lecture, la récitation et la conversation, mais nul dans le chant.

L'inspiration est brusque, haletante et quelquefois suspendue ; les consonnes sont prolongées ; les voyelles sont répétées et également prolongées. Le bégaiement porte plus sur les voyelles que sur les consonnes.

Pendant que le patient parle, le corps est renversé, la tête agitée d'un hochement convulsif, et quelquefois les lèvres sont rétractées à gauche. Il se plaint d'une fatigue de poitrine et d'une suffocation momentanée.

Nous n'avons pas eu de renseignements ultérieurs sur ce sujet, qui cependant ne bégayait plus en 1874.

Observation XXI.

Jean-Marie P..., 21 ans.   Bégaiement inspiré grimacé.

Bègue depuis l'âge de six ans. Pas d'antécédents héréditaires ; la famille ne sait à quoi attribuer ce défaut, qui n'a été provoqué ni par des frayeurs, ni par des accidents.

Le bégaiement a augmenté graduellement jusqu'à l'âge de 19 ans ; il semble rester stationnaire depuis ce moment. P... a été exempté du service militaire à cause de l'intensité de son défaut.

Le froid et l'humidité le font bégayer davantage ; la lecture, la conversation sont excessivement difficiles et bégayées à haute voix et à voix basse.

Il parle pendant l'inspiration et laisse échapper, avec saccades, sans s'en servir, une partie de l'expiration. Les syllabes sont butées, répétées, aspirées, suspendues. Le bégaiement ne se produit pas seulement au commencement des mots, mais sur toutes les syllabes. Les lèvres sont collées, la tête agitée d'un hochement convulsif, coïncidant presque avec l'émission d'une syllabe. Il se plaint d'une constriction à la gorge, qui l'empêche de parler.

La guérison de ce sujet ne s'est pas un instant démentie : il parle maintenant avec la plus grande facilité.

Observation XXII

Eugénie C..., 18 ans.   Bégaiement mixte grimacé.

Bègue de naissance ; la mère bégaie également.

Le bégaiement de cette jeune fille est tellement accentué, que l'observation ne peut mentionner qu'un mutisme parfait. Elle n'a pu dire ni son âge, ni sa profession, ni son nom, rien enfin.

Elle a cependant chanté à plusieurs reprises, et on a pu remarquer qu'elle bégayait alors le premier mot seulement.

Cette jeune fille, à la fin du cours, parlait couramment, mais en rhythmant un peu ses syllabes. Le résultat obtenu s'est non-seulement maintenu, mais encore nous pouvons dire qu'aujourd'hui elle parle très-facilement.

Observation XXIII

Ferdinand L..., 27 ans.   Bégaiement expiré grimacé.

Bégaiement survenu à l'âge de 10 ans, à la suite de leçons mal récitées. Personne ne bégaie ni dans la famille, ni dans son entourage.

Difficultés considérables à parler. Grimaces sur tout le masque ; mouvements convulsifs de la tête et des bras. Suffocations. Arrêts prolongés, même devant une voyelle. Impossibilité de s'exprimer pendant la colère. Bégaiement moindre dans la joie et dans une légère ivresse, nul dans le chant.

A la fin du cours, cet individu était très-bien guéri ; mais ne sachant ce qu'il était devenu, nous n'avons pu donner de renseignements sur son état actuel.

MÉTHODE DE TRAITEMENT

Voyons maintenant en quoi consiste la méthode : son but, c'est le redressement et le développement régulier des agents de la parole, c'est-à-dire :

1° Régulariser la respiration dans ses deux temps, et prolonger l'expiration de manière à permettre l'articulation d'une phrase sans arrêt ;

2° Discipliner les appareils phonateurs et articulateurs, qui composent l'instrument vocal, par une gymnastique spéciale, capable de surmonter la raideur des muscles, et qui permette enfin à la langue, à la mâchoire, aux lèvres, de se prêter aux différentes positions qu'exige l'articulation normale ;

3° Fortifier leur action par l'attention et la réflexion.

Une série d'exercices s'adressant à chacun des organes et que nous résumerons en quelques lignes, conduisent à ce résultat ; mais avant tout, nous tenons à dire encore une fois, que la base de la méthode est l'*imitation*.

L'élève n'a point à étudier de théories abstraites, point d'instruments plus ou moins barbares à placer dans la bouche, mais simplement la respiration et la parole d'un maître à imiter : c'est par cette méthode naturelle, que nous avons tous appris à parler, en cherchant à imiter les paroles de nos parents.

Les élèves se livrent d'abord à des exercices d'ensemble au point de vue de la respiration, puis plus tard au point de vue de la phonation et du langage articulé.

Pour surmonter les difficultés de la première classe, le professeur y parvient en modifiant d'abord le rhythme inspiratoire, par la gymnastique du thorax et des poumons.

L'inspiration faite à propos, lentement et convenablement dissipe la contraction spasmodique de la glotte et remplit la poitrine d'une quantité d'air suffisante pour fournir à une longue expiration.

L'expiration, d'abord lente, rhythmée, puis cadencée, se fait avec épargne et régularité ; elle force la glotte à fonctionner normalement.

Alors les exercices respiratoires sont accomplis avec des rhythmes variables : ils deviennent amples, nets et faciles, au lieu d'être saccadés, interrompus, contractés avec fatigue apparente. Le professeur fait recommencer plusieurs fois la manœuvre de la respiration, en corrigeant, par l'exemple, ce que l'inspiration ou l'expiration ont d'irrégulier ; puis, il remplace l'expiration muette par l'expiration sonore, c'est-à-dire faite avec une voyelle, mais en variant cette voyelle, suivant le degré d'ouverture de la bouche qui, la physiologie nous l'enseigne, suit une décroissance progressive dans les voyelles *i, é, a, e, o, u* : les lèvres s'ouvrant en hauteur pour *a*, en largeur pour *é, i*, et s'arrondissant progressivement pour les autres voyelles. On étudie ainsi la manière d'émettre des sons et de les modifier par des modulations hautes, basses, brèves, prolongées, coupées par des pauses bien ménagées, qui soutiennent la voix et éclairent la phrase dans le langage ordinaire.

Il est une condition que M. Chervin considère comme de la plus haute importance, c'est de garder le silence pendant la première semaine du traitement ; c'est-à-dire, que les

élèves ne doivent rien dire, rien prononcer, en dehors de
leurs exercices. La raison de ce silence rigoureux nous
paraît très-juste. Au bout d'une heure de leçon, d'un
jour, de quelques jours même de leçon, le trouble respiratoire, qu'il s'agissait de faire disparaître, existe encore : par
conséquent, si le sujet se replace dans ses anciennes con-
ditions, il bégaiera forcément, et perdra ainsi le bénéfice
de son travail, car il n'aura pu s'assimiler en aussi peu de
temps les bonnes habitudes qu'on s'efforce de lui donner.
De plus, ce silence agit certainement d'une façon très-
heureuse sur le moral des élèves : ils se calment pour ainsi
dire, ils se recueillent tout en évitant à leurs organes, les
contractions, les spasmes et autres troubles dont ils sont le
siège. L'immobilité n'est-elle pas, dans un autre ordre
d'idées, la première condition imposée à un organe lésé ?
Cette condition du silence pendant la première période si
importante du traitement n'est plus possible dans les méthodes comme celle de Colombat, où le traitement dure
six mois, à deux ou trois leçons par semaine. C'est donc
déjà un grand avantage que possède la méthode.

Viennent ensuite les exercices de consonnes, qui sont
à proprement parler, la gymnastique des organes de la
phonation articulée, et pour laquelle commence la démonstration des positions que doivent occuper la langue et les
lèvres, et de la forme que doit prendre la bouche dans l'é-
mission de chaque lettre de l'alphabet. Une série d'exercices
bien variés amènent la prononciation, en expirant, de monosyllabes, de polysyllabes répétés d'abord lentement, puis
rapidement, et plus ou moins aptes à exercer tel ou tel
mouvement de tel ou tel organe.

Alors, déjà convenablement préparé par ces exercices, le bègue apprend à articuler des phrases découpées, des périodes, des alinéas, des pages entières, d'une manière lente et mesurée, en coupant les phrases et en débutant toujours par une large inspiration. Enfin viennent à leur tour, les exercices d'improvisation, c'est-à-dire, les conversations dirigées par le professeur, mais imprévues pour les élèves et qui leur donneront l'assurance et la confiance en eux-mêmes.

Le travail de la pensée est discipliné et rendu plus facile par une ponctuation orale, qui coupe la phrase avec à propos, au double point de vue de l'intelligence et de la respiration. Cette ponctuation orale est observée dans tout le cours de l'enseignement; d'abord très-marquée et très-méthodique, elle devient graduellement naturelle et agréable, au point de nous faire regretter de la trouver absente chez des personnes qui n'ont jamais bégayé. Et nous avons entendu dire à un ancien élève de M. Chervin, aujourd'hui avocat à la Cour de cassation et orateur très-écouté, qu'évidemment son défaut de prononciation primitif était la cause indirecte de ses succès actuels. Car, obligé de suivre le cours des bègues, il avait fait ainsi une étude spéciale de la parole et de la diction proprement dite, dont les bienfaisants résultats faisaient qu'il parlait incomparablement mieux et avec plus de science de la parole que la plupart de ceux qui n'ont jamais bégayé.

L'ensemble d'idées et d'exercices vocaux renfermés dans ces phrases, ces alinéas, ces pages, constituent le matériel du traitement. L'auteur n'a nul besoin d'une intervention chirurgicale, ni d'une action mécanique, quelle qu'elle soit pour agir sur les lèvres, les dents et la langue. Ni les cailloux célèbres de Démosthènes, ni le relève-langue, ni la fourche d'Itard, ni le bride-lèvres, ni les plaques interdentaires de Colombat, etc., etc., ne lui sont nécessaires pour arriver au but qu'il se propose.

Tous les moyens employés dans cette méthode ne sont pas nouveaux, et nous pourrions dire avec raison, que ce qui la caractérise c'est son éclectisme.

C'est dans les pratiques antérieures à la sienne, que l'auteur a puisé les éléments qui lui ont paru les plus propices. Mais ces éléments il a su les trouver, les choisir, les grouper pour en constituer un tout, qui est la méthode la plus rationnelle employée jusqu'à présent, et c'est là un bien grand mérite.

Quelques praticiens pensant au moyen d'agents thérapeutiques, pouvoir modifier avantageusement cette affection, ont employé de concert avec les exercices gymnastiques, le bromure de potassium, à dose plus ou moins élevée. Nous ne croyons pas que l'influence de ce médicament, si sensible dans le traitement de l'épilepsie, soit de quelque utilité dans le bégaiement. Aucune observation ne nous le démontre, et nous croyons que toute l'efficacité du traitement consiste dans les exercices de la méthode que j'appellerai méthode physiologique. Les observations que nous avons rapportées prouvent que, sans cet agent, on obtient les succès les plus remarquables dès les premiers jours de leur application.

En effet après deux jours de leçons, l'amélioration que nous avons trouvée chez les élèves en observation était déjà sensible. Ils respiraient convenablement, ils prononçaient

G.   4 des mots en scandant chaque syllabe et s'arrêtant souvent, soit pour reprendre une légère inspiration, soit pour se remettre d'une émotion, soit dans la crainte de ne pas réussir, soit enfin pour fixer leur esprit par une attention énergique et soutenue.

Après cinq jours, les élèves avaient l'accent rhythmé en lisant; mais ils bégayaient peu ou point dans la lecture ou la récitation ; si on les faisait converser, leur bégaiement, quoique modifié d'une façon tout-à-fait avantageuse pour eux, reparaissait légèrement. Chez tous, nous ne voyons déjà plus les mouvements convulsifs et désordonnés de la langue, des joues, des paupières, de la mâchoire inférieure ou des autres parties du corps, dans lesquelles nous avions pu les remarquer au début, comme le bégaiement, ils avaient progressivement diminué. Après douze jours, la plupart des élèves étaient complétement débarrassés de leur défaut, la parole était relativement facile, et sans la lenteur mesurée et calculée de l'élocution, sans quelques rares répétitions de syllabes chez quelques-uns seulement, on ne se serait guère douté qu'on n'avait en face de soi que des bègues. En effet, deux ou trois d'entre eux faisaient preuve d'une faconde peu ordinaire, malgré les avertissements du professeur qui ne voulait pas, en les laissant parler trop vite, compromettre le résultat obtenu. Nous avons pu certainement, chez les autres, constater quelques différences dans la facilité avec laquelle ils s'exprimaient, mais elles nous ont paru être en rapport avec la différence d'attention et de travail apportés par chaque élève.

Au vingtième jour, le dernier du traitement, tous parlaient bien, nettement, facilement. Leur cure nous semble radicale, mais pour fortifier leur nouvelle manière de s'exprimer, pour prévenir une rechûte, le professeur recommande encore à ses élèves de continuer quelques-uns de ces exercices dans leur famille pendant un ou plusieurs mois et même plus. On saisit facilement la prudence de cette recommandation, eu égard à l'habitude vicieuse que les sujets ont contractée depuis un temps plus ou moins long.

En somme, les élèves dont nous avons suivi le traitement, parlaient à la fin de leur cours de prononciation un langage surveillé, mais correct, facile, qui se fortifiera par l'habitude, deviendra précis, naturel, sans efforts, comme nous le démontre notre seconde série d'observations, et comme nous avons pu le remarquer nous-même chez quelques anciens bègues que nous avons vus l'un six ans et trois autres quatre ans après leur cure (1). Je laisse de côté

1. Nous croyons utile et intéressant de rapporter ici l'observation suivante de l'un de ces bègues.

Constant P..., 57 ans. — Bégaiement mixte grimacé.

Traité il y a 39 ans par M. Colombat, qui s'exprime ainsi sur son compte :

« Constant P..., âgé de 18 ans, de la Rivière, département du Doubs,
« qui nous avait été adressé par M. le docteur Bousson, affecté d'un
« bégaiement gutturo-tétanique choréiforme excessivement pénible, a été
« délivré de ce vice de l'articulation après avoir passé un mois à l'Institut
« orthophonique. »   (62e observat. 2e partie, page 534).

Constant P... a été traité une première fois en 1834 par Colombat ; mais, un mois après avoir quitté son professeur, il était retombé dans son ancien défaut et en 1836, lorsqu'il fut l'objet de l'observation ci-dessus, c'était pour la seconde fois qu'il suivait le cours de Colombat. Cette nouvelle tentative ne donna pas plus de succès que la première. Ayant perdu alors toute confiance dans les procédés de Colombat, Constant P... fit le voyage de Berlin et alla trouver Dieffembach, dont les opérations, sur les bègues, jouissaient alors de la plus grande vogue. Ce chirurgien lui fit la section horizontale transverse de la racine de la langue. La plaie fut cicatrisée au bout de

un grand nombre d'individus guéris et qui auraient pu faire le sujet de nos observations, mais celles que nous avons contrôlées pour vérifier si la cure a persisté jusqu'au moment actuel, sont plus que suffisantes pour rendre manifeste l'action de cette méthode physiologique.

Nous avons pris tous les élèves d'une même série, ayant suivi les exercices pendant la même période de temps ; s'il s'en fût trouvé pour lesquels le traitement eut été inefficace, nous en aurions rendu compte, comme nous l'avons fait pour l'observation XVII. Nous ferons cependant remarquer à propos de cette observation que, dès le début, M. Chervin avait fait des réserves devant les membres de la commission : car la jeune fille qui avait un bégaiement des

jours, mais le bégaiement persista, sans même que l'opération eût apporté aucune amélioration.

Désireux cependant d'obtenir, à tout prix, la guérison de son bégaiement qui avait résisté aux efforts de Colombat et de Dieffembach, il se fit faire par Froriep, professeur à la Faculté de Médecine de Berlin, la section sous-cutanée des génio-glosses par le procédé de Bonnet. L'opération, cette fois encore, n'apporta aucun changement dans la manière de parler, bien que Froriep ait prescrit à son malade quelques exercices de langage qui peuvent favoriser l'acte chirurgical.

Un fait important à noter, c'est que, bien qu'il ait subi la section des génio-glosses, M. P... peut néanmoins tirer la langue, ce qui prouverait que la section de ces muscles au niveau de leurs insertions aux apophyses géni supérieures n'est pas possible, car le recollement des aponévroses d'insertion se fait toujours.

Colombat avait rangé ce sujet dans la classe des gutturo-tétaniques choréiformes. Il nous paraît s'être mépris lui-même dans l'application de sa classification. Il nous semble, en effet, si nous en croyons la définition qu'il donne lui-même du bégaiement muet, et les phénomènes que nous a présentés le sujet, qu'il eût été bien mieux placé dans cette dernière variété.

Voici les symptômes que présente ce bègue le premier jour de son traitement.

Bégaiement très-accentué dans la lecture et la conversation à haute voix, accusé par des troubles profonds dans le rhythme respiratoire.

plus prononcés, parlait très-mal le français et savait à peine lire.

Nous ne voulons pas cependant trop nous avancer, et nous faire taxer d'exagération, en disant que le succès est toujours certain, bien que nos observations puissent légitimer cette prétention ; mais, nous savons que le succès d'une méthode éducative quelconque dépend autant et plus de l'élève que du professeur. On comprend en effet que, si un agent thérapeutique, un médicament efficace agit seul employé à doses convenables dans certaines maladies, on ne saurait en dire autant d'un procédé pédagogique. Il est nécessaire que l'élève saisisse ce dernier et se l'assimile par un travail de l'esprit et de la volonté. Ce n'est qu'à cette condition qu'on peut arriver à un résultat heureux et

L'expiration est anticipée, saccadée, suspendue ; l'inspiration est entre-coupée, parfois même, il y a suffocation momentanée. Au lieu de parler pendant le temps de l'expiration, il parle en inspirant.

Les consonnes lui sont plus difficiles que les voyelles ; et c'est généralement au commencement des mots, que se présente l'obstacle qui l'arrête. La syllabe est alors butée, le plus souvent aspirée, quelquefois expirée, toujours suspendue.

Toutes les lettres sont rebelles ; cependant, les linguales et les gutturales le sont davantage que les labiales.

Lorsqu'une difficulté se présente, il reste la bouche béante, la langue contracturée reste fixée sur les arcades dentaires inférieures ; le corps se porte en avant comme s'il s'agissait de peser de tout son poids pour faire sortir la parole. Il reste dans cette attitude jusqu'à ce que le mot soit expulsé, et le même fait se reproduit encore quelques mots plus loin.

Somme toute, c'est un bégaiement très-accentué, qui met le sujet dans l'impossibilité absolue de dire un seul mot lorsqu'il est sous l'influence de la gêne, de la colère. Le temps chaud et orageux augmente également l'intensité de son infirmité.

Ce sujet a suivi pendant vingt jours, en 1873, les cours de la méthode Chervin : il a été bien guéri, puisque actuellement, c'est-à-dire quatre ans après son traitement, il ne présente plus de trace de son ancienne affection.

qu'on peut le maintenir. Un élève, qui aura un bégaiement très-prononcé, s'en débarrassera souvent plus vite qu'un autre élève n'ayant qu'un vice de prononciation peu marqué ; mais il n'y arrivera que par une grande attention et une ferme volonté.

Le succès sera durable. mais à la condition, nous l'avons dit plus haut déjà, que l'élève une fois rentré chez lui, continuera longtemps encore quelques-uns des exercices qui l'ont débarrassé de son défaut. Il faut travailler pour conserver comme pour acquérir. D'un autre côté, les causes qui ont produit une première fois le bégaiement, telles que la frayeur, une chute, la fréquentation d'un bègue peuvent le ramener de nouveau ; aussi recommandation sévère est-elle faite aux élèves d'éviter, autant que possible, la précipitation dans le langage, les discussions, les emportements.

Chose remarquable, en prenant nos observations, nous avons vu le bégaiement disparaître plus vite chez les sujets les plus jeunes. On peut en trouver la raison, croyons-nous, en ce que, chez les bègues âgés, l'habitude vicieuse est de plus longue date, d'un autre côté, chez les enfants plus jeunes, les organes de la phonation étant plus flexibles, et l'habitude moins ancienne, le bégaiement, comme tous les vices de prononciation en général, cède bien plus facilement que chez les adultes, à ce point que, d'après M. Chervin, la guérison est la règle. «De plus, ajoute-t-il, leur abandon, leur docilité, leur défaut de raisonnement favorisent encore l'éducation du langage. Ces avantages ne se rencontrent pas toujours chez l'adulte. En effet, à la suite de traitements différents et dont le résultat a été presque nul il a contracté une certaine défiance qui entretient une sorte d'opposition latente, lorsque pour compenser la souplesse des organes, une grande force de volonté lui serait au contraire nécessaire.

Les avantages que cette méthode possède sur celles qui qui l'ont précédée sont au nombre de trois :

Plus de divisions et de subdivisions oiseuses, qui égarent le professeur, lui rendent plus difficile l'application des différents exercices, qu'il se propose de mettre en œuvre.

Simplification considérable des procédés qui sont applicables à tous les cas, et par tous les philanthropes qui voudront se vouer à cet enseignement. Elle est facilement applicable. Le succès ne peut en être attribué à l'habileté seulement du professeur, puisqu'elle conduit aux mêmes résultats dans les mains de son frère et de son fils. Assimilant la prononciation à tous les arts gymnastiques, tels que la danse, l'escrime, l'équitation, les exercices musculaires à l'aide desquels on peut donner à un membre ou à un organe la force ou la flexibilité qui lui manquent, elle présente une simplicité telle qu'on est convaincu qu'elle pourrait être employée par tous les instituteurs primaires. Seulement, on ne pourrait en donner, par écrit, qu'une exposition bien vague, parce que, pour tout ce qui est de la diction, les préceptes ne sont rien sans les exemples : or, l'exemple ici c'est la parole d'un maître.

En s'adressant isolément à chaque appareil, en le faisant fonctionner seul au début, la méthode est analytique, puis plus tard, elle est synthétique, quand l'élève plus habile peut s'appliquer aux exercices combinés entre eux.

La guérison est plus certaine, plus prompte et plus complète qu'avec les autres méthodes employées jusqu'à ce jour.

Une rechûte est possible, nous l'avons dit : nous supposons même qu'elle a lieu, mais cette rechûte, à notre avis, ne prouve rien contre la méthode ; elle montre, au contraire, chez le bègue, une certaine mollesse, une certaine nonchalance ; car ce dernier peut appliquer lui-même les principes qu'il a reçus, exécuter les exercices au moyen desquels il a guéri une première fois, mais « pour cela, « dit Guillaume (1), il faut une seule condition, mais elle « est essentielle, et cette condition, c'est le vouloir. »

Nous nous sommes étendu longuement sur cette méthode. Il nous reste, pour être complet, à dire quelques mots de la méthode de M. Colombat fils. Nous ne connaissons pas pratiquement cette méthode, car elle demande six mois pour être appliquée, et nous n'aurions pu, sans de graves inconvénients pour nous, consacrer un temps aussi long à cette étude. De plus, il nous eût fallu, comme nous l'avons fait, pour les sujets observés chez M. Chervin en 1874, revoir les élèves quelque temps après leur traitement pour nous assurer du maintien de leur guérison. Mais nous trouvons dans le rapport dont elle a été l'objet à l'Académie de Médecine en janvier 1875, rapport fait par la même commission (2) qui avait vu les élèves en août

1. *Loc. cit.*
2. Membres de la Commission : MM. BOUVIER, officier de la Légion d'Honneur, médecin honoraire des hôpitaux ; HERVEZ DE CHÉGOIN, officier de la Légion d'Honneur, chirurgien honoraire des hôpitaux ; BAILLARGER, chevalier de la Légion d'Honneur, médecin de la Salpêtrière ; MOUTARD-MARTIN, chevalier de la Légion d'honneur, médecin de l'hôpital Beaujon, rapporteur. (Voir le Bulletin de l'Académie de Médecine, séance du 25 août 1874, n° 34).

1874, les appréciations suivantes sur les deux méthodes.

« Quelques points principaux nous ont paru différencier la méthode de M. Colombat de celle de M. Chervin.

« Comme dans la méthode de M. Chervin, les exercices respiratoires occupent une place des plus importantes, mais ils nous ont paru plus complets chez M. Chervin, peut-être plus aptes à régulariser l'émission de l'air et la formation des sons ; en même temps l'aspiration est plus ménagée, les exercices se font à voix plus modérée pour permettre de prolonger davantage l'expiration.

« Dans la méthode Colombat, les élèves apprennent à respirer, en retirant fortement la commissure des lèvres en arrière, et en grimaçant : en même temps ils battent la mesure avec le pouce, frappant sur les autres doigts. La méthode Chervin évite toutes les grimaces, toutes les apparences extérieures du rhythme, que l'on ne retrouve qu'avec peine après guérison.

« Enfin, la durée des cours gratuits de M. Colombat est bien différente. Nous vous avons dit que la durée du cours de M. Chervin était de vingt jours ; le cours de M. Colombat dure six mois, à deux leçons par semaine. »

Dans la discussion académique du 25 août 1874, lors du rapport sur la méthode, que nous venons d'exposer, M. le professeur Depaul fit à cette méthode le reproche de trop fixer l'attention de l'élève, de le fatiguer en le tenant constamment en haleine pendant vingt jours de suite.

Nous ne pouvons rien faire de mieux pour répondre à cette objection que de faire une dernière citation empruntée à M. Moutard-Martin.

« Pour moi, dit-il, je me déclare très-partisan des le-

« çons multipliées et à bref délai. Dans le traitement du
« bégaiement, il n'y a pas seulement un enseignement à
« donner, mais une mauvaise habitude à faire perdre. En
« ne donnant que deux leçons par semaine comme le fait
« M. Colombat, on laisse entre chaque leçon deux ou trois
« jours d'intervalle, pendant lesquels le bègue ne fait au-
« cun exercice, reprend ses mauvaises habitudes, et perd
« le bien qu'il a gagné en une heure de leçon. Ajoutons à
« cela que ces cours durant plusieurs mois, les causes
« de dérangement se multiplient, et le vide se fait bientôt
« autour du professeur. Et puis, tout le monde ne peut
« pas se soumettre à un long traitement. Un ouvrier peut
« faire le sacrifice de quelques jours de travail, pour obte-
« nir la guérison d'une aussi pénible infirmité ; il ne pour-
« rait pendant plusieurs mois se déranger même deux fois
« par semaine. »

CONCLUSIONS.

———

De tout ce qui précède, il nous semble que nous pouvons déduire les conclusions suivantes :

1° Le bégaiement est une cruelle infirmité, pour tout homme, à quelque classe de la société qu'il appartienne : cette infirmité, relativement très-commune, est très-guérissable.

2° La méthode dont nous avons fait l'exposé, rentrant dans le système d'éducation approprié à l'enfance, âge dans lequel apparaît toujours le bégaiement, est complète et satisfaisante pour conduire à la guérison de cette affection, sans être à l'abri d'un échec, quand il y a mauvaise volonté chez l'élève ou impossibilité de suivre les prescriptions du maître par un défaut d'attention ou d'intelligence.

3° Elle est rationnelle, parce qu'elle amène l'élève à redresser son instrument vocal pour le développer et le perfectionner, en d'autres termes, à mettre en jeu, ce qu'il a de ressources physiologiques et psychologiques pour lui faire produire ce dont il est capable.

4° Elle est le seul véritable enseignement des bègues, parce qu'elle repose sur des bases essentiellement naturelles, et parce qu'elle n'appelle à son aide aucun moyen mécanique, aucun agent thérapeutique, mais l'emploi d'une série d'exercices intelligemment variés et efficaces.

5° Elle offre, de plus, un avantage très-important par la promptitude des résultats qui se maintiennent comme des renseignements récents nous l'ont démontré pour d'anciennes observations.

Imp. A. DERENNE, Mayenne. — Paris, boulevard Saint-Michel, 52.

www.ingramcontent.com/pod-product-compliance
Ingram Content Group UK Ltd.
Pitfield, Milton Keynes, MK11 3LW, UK
UKHW022135070726
13613UKWH00003B/1354